U0395653

闲话介入医学丛书

主　审：陈星荣　丁　乙
总主编：朱晓黎

缺血性脑血管疾病
介入治疗

主编　刘一之

苏州大学出版社
Soochow University Press

图书在版编目(CIP)数据

缺血性脑血管疾病介入治疗 / 刘一之主编. -- 苏州：
苏州大学出版社，2023.9
(闲话介入医学丛书 / 朱晓黎总主编)
ISBN 978-7-5672-4531-0

Ⅰ.①缺… Ⅱ.①刘… Ⅲ.①脑缺血-脑血管疾病-
介入性治疗 Ⅳ.①R743.31
中国国家版本馆 CIP 数据核字(2023)第 168751 号

书　　名：缺血性脑血管疾病介入治疗
　　　　　QUEXUEXING NAOXUEGUAN JIBING JIERU ZHILIAO

主　　编：刘一之
责任编辑：肖　荣
策　　划：孙茂民
装帧设计：吴　钰
图画制作：和安天下(苏州)

出版发行：苏州大学出版社(Soochow University Press)
社　　址：苏州市十梓街 1 号　邮编：215006
印　　刷：苏州工业园区美柯乐制版印务有限责任公司
邮购热线：0512-67480030
销售热线：0512-67481020

开　　本：787 mm×1 360 mm　1/24　印张：3.5　字数：41 千
版　　次：2023 年 9 月第 1 版
印　　次：2023 年 9 月第 1 次印刷
书　　号：ISBN 978-7-5672-4531-0
定　　价：25.00 元

若有印装错误,本社负责调换
苏州大学出版社营销部　电话：0512-67481020
苏州大学出版社网址　http://www.sudapress.com
苏州大学出版社邮箱　sdcbs@suda.edu.cn

　　提起介入手术，相信很多人都不太清楚具体是指什么，手术是怎么做的，哪些疾病需要做介入手术。甚至不少其他专科的医生对其也是一知半解。介入医学最早出现于欧美，传入国内已有近半个世纪。介入手术如今已在全国二、三级医院广泛使用，成为现代医院中不可或缺的技术。

　　作为一名从事介入工作 40 余年的医生，我亲眼见证了我国介入医学从无到有、从有到强的不凡历程。当下介入医学发展方兴未艾，但介入医学知识普及工作却相对滞后。在这个信息爆炸的时代，向大众普及介入医学知识显得尤为迫切。这套介入医学丛书恰好给大家提供了全面认识、了解介入医学的机会，使大家能够深入了解介入医生的日常工作。

　　国内医学科普书籍很多，但有关介入医学的书籍少之又少。这套丛书全面介绍了介入医学的起源和在国内逐步发展的历程。难能可贵的是，作者将患者接受介入治疗的真实案例娓娓道来，生动形象。作者在讲故事的同时，又用简单通俗的语言把专业问题描述得面面俱到。介入医学治疗范围几乎涵盖人体各个部分，这套丛书分别从缺血性脑血管疾病介入、出血性脑血管疾病介入、胸腹部疾病介入、血管疾病介入、肿瘤介入等方面讲解了介入手术的治疗过程，能使读者更好地认识一种新的治疗方法。当然，治疗固然重要，术后护理也必不可少。丛书还专设一册详细介绍了介入治疗围手术期的护理细节，从患者的角度去讲解整个介入治疗过程中的护理知识。由此可知，这不仅仅是一套介入专业知识科普图书，也是一套介入术后康复指导手册。

　　本套丛书既有专业知识的介绍，又有真实病例的展示，图文并茂，深入浅出，通俗易懂。丛书的编委中既有介入科的资深专家，又有青年才俊，其中还有本人的老友和弟子，在编撰本套丛书的过程中，他们都倾注了大量的心血和热情。希望这套介入医学丛书，能让大众更好地了解介入医学，从而使介入治疗更好地惠及大众。

中国科学院院士

中国医学科学院学部委员

滕皋军

2023 年 7 月于南京

　　日常生活中，常常有朋友问我："介入医学科是什么科室？主要治疗什么病？"作为一名从医 30 多年的医生，每每面对类似的问题，我只能耐心地用对方能够理解的话语介绍我们的科室究竟是干什么的，怎么治病救人，能治哪些病，等等。就普通百姓而言，到医院看病除了知道看内、外、妇、儿科外，知道自己不舒服又能准确地找到解决自己疾病的专科门诊的人，确实是少之又少。记得有一次在医院里遇到一位药剂科的主任，看他步履蹒跚地从泌尿科病房走出来，我便问他怎么回事，他说前几天做了肾囊肿的手术。我深感遗憾地对他说："你怎么不来我们介入科做个微创穿刺引流硬化治疗呢？只要在医院住一天，且比外科手术恢复得快多了。"他十分惊讶地说："这个你们介入科也能处理？为什么不宣传宣传呢？"可见，即便是医院同行，很多同事都不十分清楚我们介入科究竟能做什么样的手术。

　　如今，蓬勃发展的介入医学不仅能解决其他临床学科不能解决的许多疑难杂症，更重要的是，作为一门微创治疗学科，介入医学还能通过最小的创伤治疗众多的疾病，但这些专业性极强的医疗信息往往不能为众多病友所获悉。"酒香也怕巷子深",即使已经有了第一位介入医学中国科学院院士——滕皋军院士,但我们仍然面临如何向更多的适合介入治疗的病友们普及介入医学知识及帮助他们进行专业治疗的问题。

因此,我们撰写这套"闲话介入医学丛书",希望更多的普通百姓和医学界同行了解介入医学,了解"专业人干哪些专业事",也为介入医学能更好地为中国的医疗健康事业高质量发展添砖加瓦。

2023 年 7 月于苏州

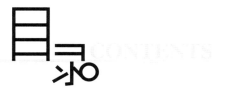

目录 CONTENTS

六、静脉窦血栓形成

一、概　述

脑组织在什么条件下才能存活？

脑由端脑和间脑组成。端脑就是我们通常所说的大脑，包括左、右大脑半球。端脑是脊椎动物脑的高级神经系统的主要部分，也是构成人类脑部的最大部分，是控制运动、产生感觉及实现高级脑功能的高级神经中枢。端脑由约 140 亿个细胞构成，重约 1 400 g，大脑皮层厚度为 2 ~ 3 mm，总面积约为 2 200 cm^2。据估计，脑细胞每天要死亡约 10 万个（越不用脑，脑细胞死亡越多）。人脑中的主要成分是血液，血液约占 80%。大脑虽只占人体体重的 2%，但耗氧量达全身耗氧量的 25%，血流量占心脏输出血量的 20%。脑组织只能在类似人头颅里的条件下存活。

虽然人脑有着坚硬的外壳（头骨）和丰富的血液供给系统，但是脑部的疾病往往容易从内部发生。脑组织生理代谢的特点是耗氧量大而又几乎没有能源物质的储存。因此，大脑正常生理活动的维持只能依赖于血液的供给，从血液中获得氧。一个成人的脑，每分钟需 50~60 mL 氧、75~100 mg 葡萄糖的能量供给。为了维持这种不间断的需求，每分钟有 7 500~10 000 mL 的血液流经脑组织，才能提供维持脑部正常活动所需的能量。以 24 h 计，流经脑组织的血液为 1.727 L，仅占体重约 2%（1 300~1 520 g）的大脑，却占据了全身供血量的 20%。因此，一旦大脑的血液供应发生障碍，如大脑的动脉血流中断 10~30 s，神经细胞就会受到损害，但尚可恢复。若血流中断 3~5 min，神经细胞就会受到严重损害，较难恢复正常。如果持续中断 30 min，神经细胞就会受到严重损害，功能会永久丧失。

脑组织是如何获得血液供给的?

　　脑组织的血液供给主要依靠两大系统和四大动脉,即颈内动脉系统左右分支(两支)和椎－基底动脉(椎动脉两支,左右各一支,向头侧汇合成基底动脉)。颈内动脉系统主要供应额叶、顶叶、颞叶等大脑 3/5 的血流,被称为前循环。椎－基底动脉系统主要供应脑干、小脑以及大脑后半部分的血流,被称为后循环。可以说,占大脑血供 2/5 的后半部分血供都来自椎－基底动脉系统。把脑内两大供血系统紧密联系在一起的动脉称为 Willis 环(韦立氏环)。它在脑内就如同现代化城市的环形立交桥,前、后以及左、右的脑部供血系统连接成统一体,有效地整合了脑部血液循环系统。如果某部位的血管由于狭窄或闭塞而发生缺血的情况,Willis 环上的其他血液通路就会快速地转运血液,以解燃眉之急。

脑血管与身体其他血管相比有什么不同？

脑血管比人体其他部位的血管更容易发生破裂出血和阻塞，这主要是由它本身的解剖特点所决定的。脑动脉的管壁结构与人体其他部位的血管不同。它的动脉壁内膜层厚，有较发达的弹力膜，中层和外层壁较薄，没有弹力膜，因此，脑动脉几乎没有搏动，这样可避免因血管搏动而影响脑功能。同时，增厚的内膜可缓冲动脉血流对管壁的冲击，对脑起保护作用。而脑小动脉几乎没有肌纤维，外层的弹力纤维也较少，所以脑动脉，尤其是脑小动脉相对比较薄弱。当它们发生病理变化时，管壁不仅失去弹性，而且变得更加脆弱，这往往是缺血性脑卒中和出血性脑卒中的发病基础。脑动脉不像其他部位的血管那样有静脉伴行。脑静脉壁薄，既无平滑肌又无瓣膜，因此脑静脉血管缺乏收缩功能。脑静脉与颈静脉之间有静脉窦形成，它是颅内静脉所特有的结构。

由于脑动脉细、长、弯曲度大，缺乏弹性搏动，所以它不易推动和排除随血液而来的栓子，故容易发生脑血管阻塞，进而出现脑组织缺血性坏死。脑血管内膜厚、无搏动，又易导致胆固醇、甘油三酯等脂类物质沉积，使血管硬化，管腔狭窄，形成脑血栓。另外，因脑动脉壁较薄，当血压突然升高时，又容易破裂出血。比如，由支配基底节、内囊部位的大脑中动脉的分支——豆纹动脉破裂，引起的脑出血约占55%，故豆纹动脉被称作出血动脉。

什么是脑卒中（中风）？

脑卒中（cerebral stroke）又称中风、脑血管意外（cerebrovascular accident，CVA），是一种急性脑血管疾病，是由于脑部血管突然破裂出血或因血管阻塞导致血液不能流入大脑，而引起脑组织损伤的一组疾病，包括缺血性脑卒中和出血性脑卒中。缺血性脑卒中的发病率高于出血性脑卒中，占脑卒中总数的60%~70%。颈内动脉和椎动脉闭塞、狭窄均可引起缺血性脑卒中。患者年龄多在40岁以上，男性较女性多，严重者可导致死亡。调查显示，脑卒中已成为我国排名第一位的死亡原因，也是我国成年人残疾的首要原因。脑卒中具有发病率高、死亡率高和致残率高的特点。不同类型的脑卒中，其治疗方式不同。由于对脑卒中一直缺乏绝对安全和有效的治疗手段，预防其发生仍是最好的措施。吸烟、高血压、高血脂、糖尿病是导致脑卒中的重要可控危险因素。因此，保持良好的生活习惯并控制血压、血脂、血糖，对预防脑卒中和降低其复发概率尤为重要。加强对全民普及脑卒中危险因素及先兆症状的教育，才能有效防治脑卒中。

一、概述

哪些人容易患缺血性脑卒中？

缺血性脑卒中发病人群中，性别差异：男性多于女性，男性和女性缺血性脑卒中的发病率分别为212/10万和170/10万；地域差异：北方发病率高于南方，城市高于农村。我国急性脑卒中患者第1年复发率达17.7%，5年累积复发率超过30%；脑梗死后1个月死亡率为3.3%～5.2%，3个月内死亡率为9.0%～9.6%。近年来，缺血性脑卒中发病率逐年升高，由1993年的0.40%上升至2022年的10.23%；而平均发病年龄逐年降低，平均年龄为63岁。

多坐少动的生活方式与脑血管疾病的发病率高有关；精神压力大的人群，由于长期或突然的精神压力增大，都可能引起血管内皮功能障碍，进而使血管的扩张能力受损，导致血管不能随血液需求量的变化而调节其功能，如调节血管的舒张或收缩，最终增加心脏事件或脑卒中发生的概率。吸烟可以引发脑血管疾病，吸烟越久危险性越大。吸烟者比不吸烟者的脑血管疾病的发病率高得多，比如蛛网膜下腔出血者中，吸烟者比不吸烟者高3～5.7倍。在缺血性脑卒中的危险因素中，吸烟占首位。经常熬夜的人群，肾上腺素分泌过多，会导致血管收缩、血液流得慢、血液黏稠，长此以往会导致患脑血管疾病的风险比正常人高一倍。高油、高盐、高糖的"三高"饮食人群，血管里的脂肪很容易越积越多，进而堵塞血管。此外，肥胖人群和糖尿病人群也属于脑卒中好发人群。

如何预防脑卒中?

对脑卒中的预防遵循三级预防策略。一级预防，即针对具有脑卒中危险因素的人群，积极治疗，同时定期监测其他危险因素并采取针对性措施，减少疾病发生的概率。实践证明，禁烟、限制膳食中的盐含量、多食新鲜水果蔬菜、有规律地进行身体锻炼、避免过量饮酒可降低患心脑血管疾病的风险。此外，还需要对糖尿病、高血压和高血脂患者采取药物治疗，以减少心脑血管疾病危险并预防脑卒中。二级预防，即针对已发生过一次或多次脑卒中的患者，给予早期诊断和早期治疗，防止严重的心脑血管疾病再次发生。目前，常用的 5 类降压药均可用于脑卒中二级预防。对已经患有糖尿病等其他疾病的人员应开展心脑血管疾病二级预防。这些干预措施与戒烟相结合，可以预防近75% 的心脑血管疾病再次发作。三级预防，即对脑卒中患者，加强康复护理，防止病情加重。脑卒中的预防主要是对危险因素的防治。控制血压对预防脑卒中的效果显著。病情稳定的脑卒中患者，仍然需要长期坚持服用降压药物。

二、颈（椎）动脉狭窄

颈（椎）动脉粥样硬化斑块是怎么形成的？

我们先了解一下颈（椎）动脉的血管壁是怎么构成的。以颈动脉为例，动脉血管壁自内向外分为三层结构：动脉内膜、中层弹力结构和动脉外膜。当血液中的脂质物质（血液生化全套检查中的低密度脂蛋白）过多并堆积到血管内膜下，血管壁内有一种叫作巨噬细胞的特殊细胞就会吞噬脂质物质，进而形成脂质池，同时在脂质池表面还会形成纤维帽。脂质池和表面的纤维帽就共同构成动脉血管壁的粥样硬化斑块，也就是俗称的颈动脉斑块。随着斑块的增大，其会破坏血管内膜和纤维帽，同时斑块占据了动脉管腔，最终就形成了动脉狭窄。

颈（椎）动脉斑块有什么危害?

　　颈（椎）动脉斑块最常见于颈内动脉起始部（椎动脉起始部），也可见于颈内动脉颅内段（椎动脉颅内段）。当斑块占据动脉管腔一定的体积，颈内动脉直径损失超过50%时，供应脑部的血流会受到影响（脑供血不足）。随着斑块进一步增大，动脉管径会越来越小直至闭塞，脑部供血不足的情况就会越来越严重。如果患者脑部动脉血管的代偿机制不良，就会引起短暂性脑缺血发作甚至脑梗死（缺血性脑卒中）。另外，斑块表面的纤维帽也会因为斑块的增大、动脉内膜的破坏以及血流的不断冲刷而被破坏。纤维帽的破碎使斑块内的脂质成分暴露在血液中，导致血小板聚集形成血栓，血栓脱落随血流进入远端脑部动脉分支，形成脑内动脉闭塞而导致脑梗死。

颈内（椎）动脉狭窄应该做哪些检查？

颈内（椎）动脉狭窄由于位置深、周围结构复杂，普通拍片无法获得准确信息，通常需要通过一系列专门的检查方法来明确病因、判断病变性质、了解病变范围和确定治疗方案。

经颅多普勒超声（TCD）检查：是一种无创伤检查方法，适用于高危人群筛查、症状性颈内（椎）动脉狭窄的初步检查以及治疗后的复查。TCD 检查主要用于观察颈内动脉和椎动脉起始部狭窄，不能直接观察颅内段动脉的狭窄情况。

CT 检查：包括 CT 血管造影（CTA）和 CT 灌注扫描（CTP）。CTA 可以提供主动脉弓、弓上血管起始部以及颈动脉的解剖和形态学信息，评估颈动脉的狭窄程度和部位。CTP 则可以获得脑内血流的灌注信息。

磁共振血管造影（MRA）：可显示颈内动脉狭窄的解剖部位和狭窄程度，但患者体内有铁磁性金属植入物时（如心脏起搏器）不适合做本项检查。

数字减影血管造影（DSA）：是诊断颈内动脉狭窄的"金标准"。不同于 CT 和 MR 检查，DSA 属于有创性检查，需要住院，在手术室局部麻醉条件下完成。DSA 检查有助于观察主动脉弓的类型、颈动脉狭窄病变的性质（如狭窄部位、狭窄程度、斑块的整体形态、斑块有无溃疡）、颈动脉血流速度、对侧颈动脉、椎动脉和颅内 Willis 环的完整性等。

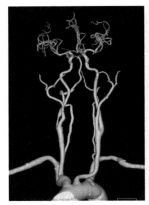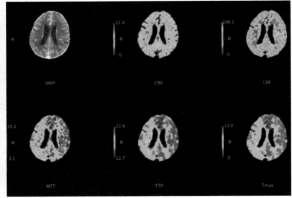

CTA 提示右侧颈内动脉起始部重度狭窄，CTP 提示右侧大脑半球 TTP（达峰时间）、TTD（排放时间）、MTT（平均通过时间）延长，CBF（脑血流量）及 CBV（脑血容量）未见明显降低

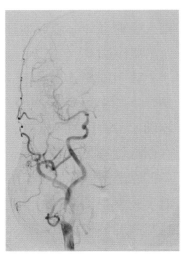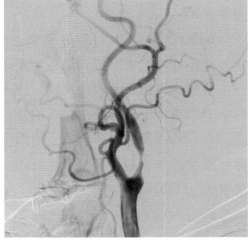

DSA 提示右侧颈内动脉起始部重度狭窄

颈内动脉狭窄分为三个级别。

（1）当颈内动脉狭窄率不足 50% 时，建议戒烟，并控制血压、血糖、血脂，同时要密切随访，动态观察颈动脉彩超变化情况。

（2）当颈内动脉狭窄率介于 50% ～ 70%，而患者没有症状时，同样也是密切观察并注意控制危险因素。而当颈内动脉狭窄率介于 50% ～ 70%，同时患者有头晕、头痛，对侧肢体麻木无力，出现一过性黑蒙，甚至已经发生供血区域的脑梗死时，则建议进行颈动脉支架植入术或颈动脉内膜剥脱术。

（3）当颈内动脉狭窄率确诊大于 70% 时，则无论是否有相关临床症状，都建议根据 DSA 检查结果，采用颈动脉支架植入术或颈动脉内膜剥脱术进行治疗。

颈内动脉狭窄主要有哪些手术方法？

颈动脉支架植入术（CAS）是创伤很小的介入治疗方法，可在局部麻醉条件下完成。颈动脉内膜剥脱术（CEA）是切除增厚的颈动脉内膜粥样硬化斑块，预防由于血管狭窄而导致脑供血不足，或斑块脱落而导致缺血性脑卒中的一种传统外科手术方法，其已被证明同样是防治缺血性脑血管疾病的有效方法。CEA 需在全身麻醉条件下进行。

目前比较 CAS 和 CEA 的临床治疗效果，两者无明显差异。症状性颈动脉狭窄率 ≥ 50% 或无症状性颈动脉狭窄率 ≥ 70% 时可以考虑进行颈动脉支架植入术。CAS 在降低心肌梗死、对脑神经的损伤、伤口感染及出血等并发症的发生概率方面，比外科 CEA 更有优势。对于病变部位较高或较低而外科 CEA 无法触及的患者、合并颅内动脉狭窄的患者、合并严重心肺疾病无法耐受全身麻醉的患者，CAS 也更有优势。

与内科保守治疗相比，外科手术能明显降低缺血性脑卒中和死亡事件的发生率。但其也有不足之处，如可能诱发心肌梗死、深静脉血栓、肺栓塞、喉返神经损伤、存在手术切口瘢痕等。

（1）在局部或全身麻醉条件下行股动脉穿刺，给予一定量的肝素抗凝血，先行主动脉弓造影，再行超选择性颈动脉造影。

（2）明确狭窄病变及颅内 Willis 环交通情况后，将造影导管置于颈外动脉，交换超滑加硬导丝。

（3）沿导丝送入导引导管或颈动脉长鞘至颈总动脉分叉下方 2～3 cm 处。

（4）测量狭窄病变长度及靶血管直径，在路图引导下引入脑保护装置，在狭窄段上方 3～5 cm 血管平直处释放远端脑保护装置。

（5）选择小于颈内动脉直径 1～2 mm 的球囊行预扩张，扩张之前将患者心率提升至 70 次／分以上，避免扩张或支架植入后由于颈动脉窦反射导致的血压、心率骤降，最后将支架（支架直径根据测量结果决定）送至狭窄段，再次造影证实位置无误后释放支架。

（6）支架植入后通过常规造影判断疗效，若残余狭窄率超过 30%，再行后扩张成形术。

颈内动脉狭窄的介入治疗是怎么做的？

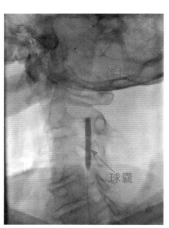

球囊扩张

扩张完成

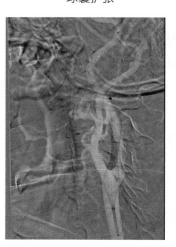

释放支架

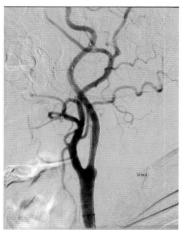

释放完成

7 血管内支架术后如何维持支架通畅？

　　血管内支架术后要按照医嘱口服抗血小板聚集的药物，一般需口服抗凝和抗血小板药物（双抗）1～3个月，以避免局部支架内形成血栓或内膜过度增生，导致支架内再狭窄或闭塞。支架释放之后还需注意，对于引起动脉硬化、狭窄的危险因素，包括吸烟、高血压、高血脂、高血糖及肥胖等因素应严格控制，以避免血管内斑块逐渐增生导致血管再狭窄。同时应注意健康饮食，以避免疾病再次加重，这样才能保护好已经放置支架的血管，维持支架持久通畅。

二、颈（椎）动脉狭窄

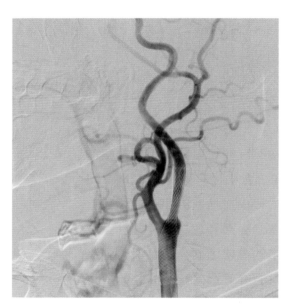

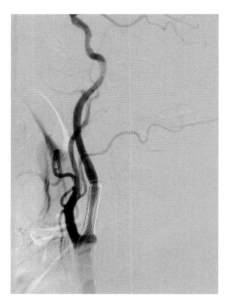

支架植入术后即刻造影
复查造影，发现支架内轻度内膜增生

术后半年复查造影

三、颅内动脉狭窄

哪些血管属于颅内动脉？

颅内动脉是指颈内动脉向颅内走行，分大脑前动脉和大脑中动脉，双侧椎动脉向颅内走行后汇合成基底动脉。与颅外动脉相比，颅内动脉的结构形态有其特殊性：走行迂曲，尤其是严重动脉粥样硬化的血管；动脉壁较薄，缺乏弹力层；处于蛛网膜下腔的脑脊液中，周围无组织包绕和支撑；发出许多穿支动脉供应深部脑实质；大多是终末动脉，侧支循环不完善。

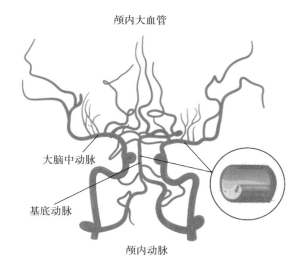

颅内大血管

大脑中动脉

基底动脉

颅内动脉

哪些疾病可以导致颅内动脉狭窄？

颅内动脉狭窄主要是由颅内动脉粥样硬化引起的。动脉粥样硬化导致动脉内膜增厚或被破坏。

通俗地说，颅内动脉就像"水管"，血液长年在"水管"里不停地流动，那么血液里的一些脂质成分就会缓慢地沉积在血管壁上，而动脉斑块就是里面的"水锈"和"污垢"沉积，时间久了会导致"水管"狭窄堵塞。颅内动脉狭窄随着年龄的增长，发生率逐渐增加。

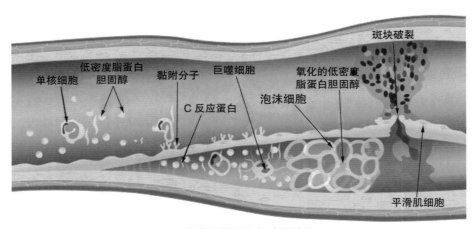

动脉粥样硬化与动脉狭窄

哪些症状高度提示存在颅内动脉狭窄?

　　颅内动脉负责脑组织的供血。颅内动脉狭窄症状可以是轻微的,甚至是无症状的,但大部分都会引起颅内缺血。如果颅内动脉狭窄率大于70%,远端供血会受到影响,和其供血相关的脑组织及功能就会出现改变,表现出脑部缺血症状。轻微脑部缺血症状主要为头痛、头晕,甚至头部麻木、视物不清等,严重的可以出现肢体无力、言语不利、吞咽困难,更严重的则会出现偏瘫症状。如果狭窄严重,会引起严重脑梗死,进而出现脑梗死的一系列症状,比如偏瘫、失语,严重的会出现大脑半球梗死甚至会导致死亡。因此,及时发现颅内动脉狭窄,并积极就医对患者至关重要。

颅内动脉狭窄和脑梗死是一回事吗？

颅内动脉狭窄并不意味着一定会导致脑梗死，仅在血管狭窄到一定程度时才可能引起血流动力学改变。轻度狭窄时，人体可通过远端血管扩张、降低血管阻力等血管自动调节机制使脑血流量保持基本恒定。但随着狭窄程度的不断加剧和末梢灌注压的不断下降，有的患者会表现为短暂性脑缺血发作（12%），有的患者则最终因失代偿而发生脑梗死（25%～40%），也有一些患者最终发生血管闭塞但通过侧支循环形成有效的代偿，可表现为无症状。

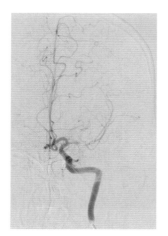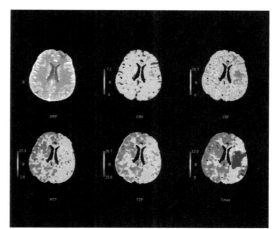

DSA 提示左侧大脑中动脉极重度狭窄；CTP 提示左侧大脑半球低灌注

左侧额顶叶、半卵圆中心、侧脑室旁、基底节区多发急性梗塞灶

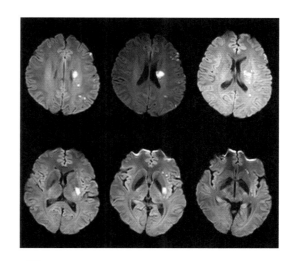

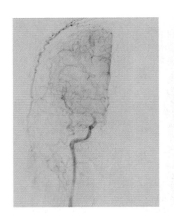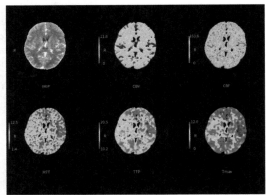

DSA 提示右侧大脑中动脉纤细，但大脑前动脉代偿右侧大脑半球供血

缺血性脑血管疾病介入治疗

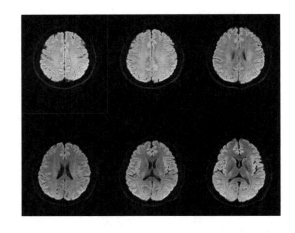

CTP 提示右侧大脑半球低灌注，但 MRI 提示未见脑梗死

5　什么情况下颅内动脉狭窄需要介入治疗？

随着技术的进步，血管成形和支架植入术因其具有安全、可靠、损伤小、疗效佳的优点，成为治疗颅内动脉狭窄的有效手段。针对正规的内科药物治疗无效或脑侧支循环代偿不良的情况，责任血管供血区存在低灌注的症状性颅内动脉狭窄患者，可行介入治疗恢复狭窄血管的管径。

介入治疗颅内动脉狭窄是怎么做的?

目前血管内治疗方式主要有球囊血管成形术、球囊扩张式支架植入术和自膨式支架植入术。球囊血管成形术,简单来说就是插入一根带有球囊的导管使其通过血管狭窄处,将球囊膨胀至适度尺寸,从而增大狭窄血管管腔直径。球囊扩张式支架植入术,指将预先装于球囊导管上的支架与球囊一起输送到病变部位,球囊加压,释放支架,扩张后的支架使病变血管畅通。自膨式支架植入术,指将自膨式支架通过压握式输送导管送达病变处,释放支架后,支架自扩张使血流畅通,并对病变部位起支撑作用。

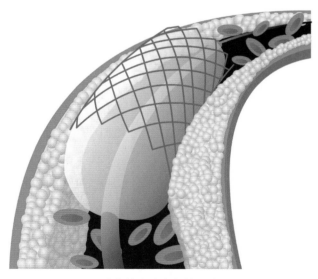

球囊扩张式支架植入术

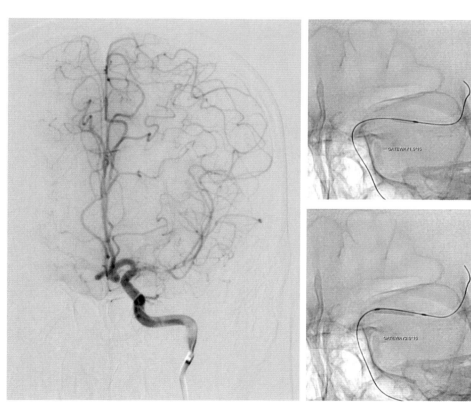

造影提示左侧大脑中动脉次全闭塞，球囊扩张两次

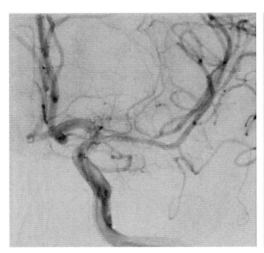

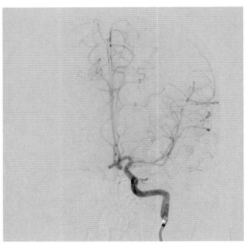

释放支架 最终造影

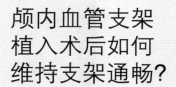

很多人认为放入支架后就等于完全治愈了脑血管狭窄。但如果想要血管及支架不再出现狭窄和堵塞的现象，还需要积极进行药物治疗并改善生活方式。药物治疗包括服用抗血小板聚集的药物和调节血脂的药物。一方面，血管有可能再出现狭窄或产生支架内血栓，抗血小板聚集的药物必须终身服用；另一方面，要从根本上解决动脉粥样硬化这一问题，也就是要降血脂，尽量避免血管壁上再次出现胆固醇沉积，造成新的狭窄，所以在无明显副作用的情况下也要坚持服用他汀类降血脂药物，而且原则上也需要终身服用。对于已经放置血管支架的患者，属于心脑血管疾病高危人群，对低密度脂蛋白胆固醇的要求更严格，要低于 1.8 mmol/L 才达标。不能看到血脂化验单上没有箭头，就认为安全了，那个指标只是没有危险因素的正常人的安全范围。

颅内血管支架植入术后如何维持支架通畅？

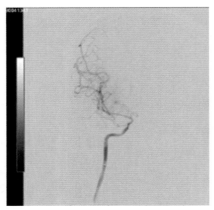

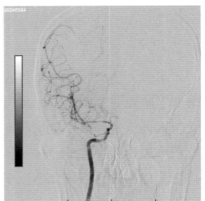

术后即刻造影　　　　　　　　　术后半年造影

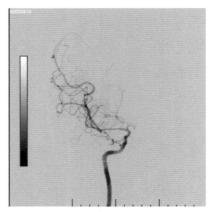

术后 1 年造影

怎样预防颅内动脉狭窄？

与颈内动脉狭窄类似，颅内动脉狭窄的危险因素包括高血压、高血脂、糖尿病、吸烟等。高血压容易加重心脑血管堵塞甚至造成血管破裂；高血糖同样容易加重心脑血管堵塞，甚至比高血压更甚；高血脂则是心脑血管疾病的罪魁祸首，其中低密度脂蛋白胆固醇的浓度影

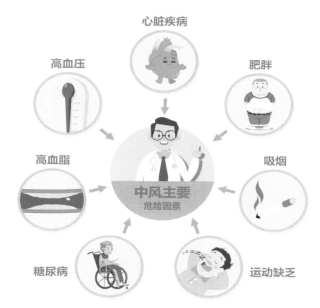

颅内动脉狭窄的高危因素

响最大。"三高血症"对于心脑血管疾病的患者来说都有极大危害，即便在做完支架手术后也一定要严格控制血压、血糖和血脂。烟和酒都是心脑血管疾病的独立危险因素。香烟中的各种有害物质能造成血管痉挛、血压升高、胆固醇增加、心律不齐等问题；大量酒精能使血液中的脂肪增多。这些因素都会加重动脉粥样硬化病情，因此改善生活方式，戒烟戒酒，控制血糖、血压和血脂，清淡饮食等，对于预防颅内动脉狭窄同样至关重要。

四、急性颅内血管闭塞

1 急性颅内动脉闭塞（急性脑卒中）有哪些主要症状？

　　我们先来了解一下什么是急性缺血性脑卒中。脑卒中又称中风，是一种突发性的脑组织动脉血流灌注减少或血流完全中断而导致的脑梗死。临床上表现为一过性或永久性脑功能障碍的症状和体征。由于脑缺血的部位和程度不同，患者可以表现为一侧肢体无力或麻木、一侧面部麻木或口角歪斜、说话不清楚、双眼向一侧凝视、突发昏迷不醒、抽搐等情况。

缺血性脑卒中

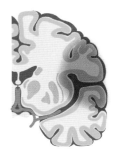

脑血运障碍导致脑梗死

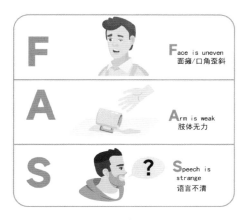

脑梗死最常见症状

医生所说的"时间就是大脑"是什么意思?

治疗急性缺血性脑卒中的关键是快速有效地恢复脑血流。尽早、尽快开通闭塞的脑血管是治疗缺血性脑卒中的最有效方法。常用的方法是通过溶栓药物进行静脉溶栓,或者采用介入手术机械开通闭塞的脑血管。但是静脉使用溶栓药物的有效治疗时间窗非常短,只有3 ~ 4.5 h,即在发病后的3 ~ 4.5 h内治疗才有一定疗效。虽然介入手术机械开通闭塞脑血管的时间窗可以根据患者的影像学评估有所放宽,但急性缺血性脑卒中患者血管再通时间与临床预后及死亡率密切相关。其疗效对时间具有依赖性,随着时间的推移,缺血的脑组织迅速坏死,治疗效果会逐渐变差。发病后8 h是急性缺血性脑卒中的黄金抢救时间,每耽误1 min,就有约190万个脑细胞死亡,且死亡的脑神经细胞不可再生。因此,对于缺血性脑卒中患者而言,时间就是大脑。

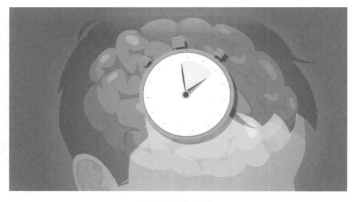

时间就是大脑

（1）第一时间告诉身边的人。

（2）立即拨打 120 或将患者送到医院急诊科，千万不要拖延或者等家人回来再说，或者低估病情的严重程度而自作主张地在家观察，一定要珍惜宝贵的治疗时间窗。

（3）不要轻易给患者盲目服用一些备用的"救命药"，这可能会使患者因吞咽障碍而误吸，导致窒息等严重后果。更不要喂阿司匹林类的活性药物，因为如果是脑出血，服用阿司匹林可能会进一步"引爆"血管。

缺血性脑卒中患者发病后，一定要在 3～4.5 h 内赶到有溶栓条件和后续进行介入手术机械开通闭塞血管能力的医院，避免因二次转诊而延误时间，超过抢救"黄金期"。

家人、同事或者身边的人发生急性缺血性脑卒中，你第一时间应该做什么？

什么是针对急性缺血性脑卒中的静脉溶栓治疗?

　　静脉溶栓，通俗地讲就是在静脉中注射可以溶解血栓的药物，把堵塞在血管内的血栓溶解掉。目前对于急性缺血性脑卒中患者的治疗方式中，静脉溶栓是恢复急性缺血性脑卒中患者脑血流的有效措施之一，临床常将静脉溶栓治疗作为第一推荐手段。国际上通常使用的溶栓药物为重组组织型纤溶酶原激活剂（rt-PA）和替奈普酶（TNK-tPA）。目前公认的静脉溶栓的时间窗为发病后 3 ～ 4.5 h 内。

桥接介入手术就是指因大血管闭塞而导致急性缺血性脑卒中的患者，在治疗时间窗内进行静脉溶栓治疗的同时，进行血管内介入治疗。通过介入手术，机械开通急性闭塞的脑血管。虽然静脉溶栓作为治疗急性缺血性脑卒中的第一推荐手段，但据国内外指南和研究显示，静脉溶栓治疗后只有 30% ～ 40% 的患者症状会改善，而 50% ～ 60% 的患者无明显的血管再通，症状无明显改善，甚至加重，且大血管闭塞的溶通率会更低。这主要是由于脑卒中发生大血管闭塞病变时，溶栓药物很难清除闭塞大血管内的血栓以达到血管再通的目的。桥接治疗的出现弥补了单纯静脉溶栓的不足。在静脉溶栓的同时，如果判定患者为脑内大血管的急性闭塞病变，需同时开展急诊介入手术，通过介入取栓手术开通闭塞的脑血管，提高血管再通率，快速有效地恢复脑血流，使缺血的脑组织恢复正常。

桥接介入手术是什么意思？

四、急性颅内血管闭塞

急诊介入取栓手术是怎么做的?

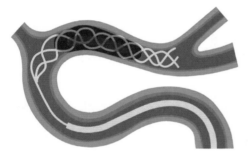

支架取栓,支架将血栓包裹

急诊介入取栓手术是一种微创介入手术,又称急诊血管内治疗。在DSA影像引导下,将导管、导丝通过穿刺送入动脉,建立手术通路,到达闭塞的脑动脉部位,利用支架或抽吸导管直接将脑血管里的血栓取出,或者用支架、球囊等工具撑开狭窄的血管,开通堵塞的区域,恢复脑组织血流灌注。

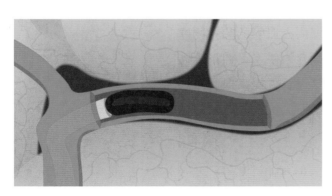

抽吸导管利用负压将血栓吸住

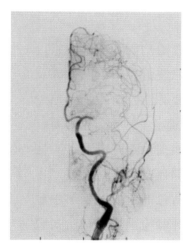 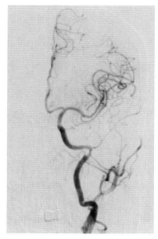 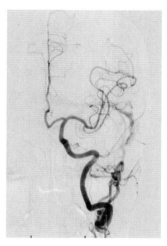

取栓术前　　　　　　　　取栓术后　　　　　　　　术后半年复查

急性缺血性脑卒中会复发吗？
如何预防？

急性缺血性脑卒中患者如果不能有效地去除病因和危险因素，则还会复发。那么如何进行有效预防呢？缺血性脑卒中可以分成五大类：大动脉粥样硬化型、小血管闭塞型、心源性栓塞型、其他少见原因型及不明原因型。因此，患者进行全套脑卒中检查非常必要。有些患者可能第一次脑卒中后没有及时完善相关检查并进行针对性治疗，则复发的概率会更高。每一类脑卒中都存在诸多对病因产生影响的危险因素。这里需要强调的是，80%的急性缺血性脑卒中危险因素都是可以预防的。因此，公众了解各种危险因素的预防知识非常重要。2022年，美国心脏协会提出了"生命8要素"，包括饮食、体力活动、戒烟（尼古丁暴露）、睡眠健康、体重、血脂、血糖和血压。坚持按照"生命8要素"进行健康管理，可以很好地预防脑卒中的发生和复发。发生脑卒中后，应对因治疗，控制危险因素，并积极进行康复锻炼，以预防脑卒中复发。

五、慢性颈内动脉及颅内动脉闭塞

颈内动脉和颅内动脉为什么会闭塞？

多数患者是由于动脉粥样硬化引起的血管闭塞，血管发生了病变，粥样硬化血管内部就会形成斑块，导致血管壁增厚，管腔狭窄，甚至完全闭塞。另外，心源性栓子、动脉夹层、大动脉炎、外伤以及放射性损伤等因素也会导致动脉闭塞。

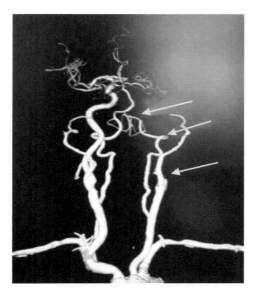

左侧颈内动脉闭塞

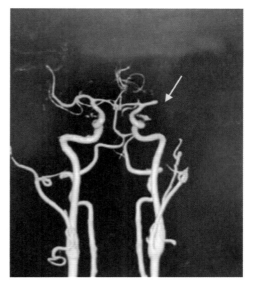

左侧大脑中动脉闭塞

为什么有些患者颈内动脉或颅内动脉闭塞了却没有相应的临床症状?

如果血管慢性闭塞，而患者脑内侧支循环代偿比较好（虽然大路阻塞不通了，但有很多小路存在），则可能不会出现相应的症状。在缺血性脑卒中的发展过程中，血管闭塞的速度和脑动脉发育状况决定侧支循环建立的速度和程度。如果动脉闭塞缓慢，能逐步建立起有效的侧支循环，则脑组织损害就小，患者甚至可能没有症状，预后较好。

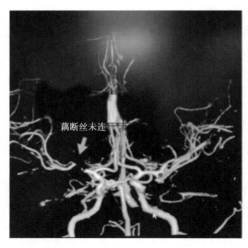

大脑中动脉远端代偿好，患者症状不明显

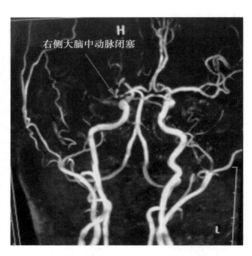

大脑中动脉远端未见显影，患者症状重

缺血性脑血管疾病介入治疗

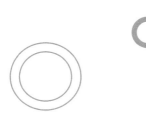

颈内动脉或颅内动脉闭塞有哪些危害？

颈内动脉或颅内动脉闭塞一般会导致闭塞侧脑组织缺血缺氧，引起支配区域出现感觉障碍和运动障碍。比如，头晕、乏力、偏瘫、失语，严重的可能会出现意识改变，甚至危及生命。

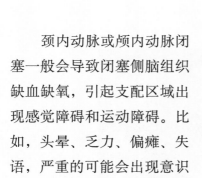

所有闭塞的颈内动脉或颅内动脉都需要开通吗？

首先，要评估患者的临床症状；其次，要完善头颅 CTP 检查，评估有无灌注不足的表现；最后，行脑血管造影检查，看看闭塞血管的代偿情况和闭塞段颈外血管的返流情况。目前，对于没有临床症状、闭塞侧的血管代偿好的患者可以保守治疗和观察为主；对于有临床症状并有灌注不足者，可尝试血管内闭塞开通治疗。

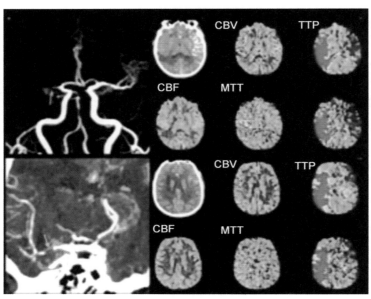

右侧大脑中动脉闭塞，代偿差，左图彩色 CTP 部分提示右侧脑组织低灌注

介入手术是怎样开通闭塞的颈内动脉或颅内动脉的？

介入治疗是通过微创方法，从大腿根部位置经皮穿刺股动脉，仅通过一个针眼大小的穿刺口就可进入人体血管系统内。然后使用比血管更细的导丝和导管，沿穿刺处的股动脉进入，逐渐上行，找到头颈部闭塞血管的近端附近，进行造影检查。如果发现血管阻塞，则在显示器监视下，使导丝和导管通过闭塞段血管，直到抵达闭塞血管远端的正常血管内，再将球囊沿导丝送到闭塞处，随后充盈球囊进行血管的扩张。若扩张后血管腔仍会缩小，则需要永久性地放置支架进行扩张，保持血管通畅。

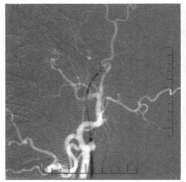

导丝通过闭塞段　　　　　　导丝探查到远端

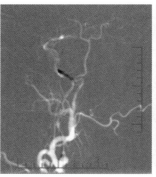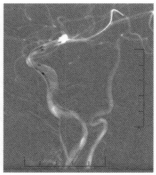

引入球囊扩张　　　　　　　释放支架

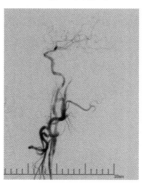

顺利开通闭塞血管

介入开通闭塞血管的过程

6

介入手术开通后的颈内动脉或颅内动脉还会再次闭塞吗？如何预防？

介入手术开通后的颈内动脉或颅内动脉是有可能会再次闭塞的。患者要注意服用抗血小板聚集的药物，如阿司匹林、氯吡格雷等。还需要服用他汀类药物调节血脂。饮食要清淡，不要吃过于油腻的食物。要保证合理的运动，既不要运动过量，也不要完全不运动。同时要注意定期门诊随访，复查血管影像学情况。

介入手术开通后的血管再次闭塞后还有什么补救办法吗?

　　如果支架内再次发生慢性闭塞，那么通过介入的方式再次开通的难度较大，必要时只能行外科搭桥手术了。

六、静脉窦血栓形成

1

脑血流是怎样循环的?

脑部的血液循环主要是由动静脉系统组成的。血液循环的动脉系统是由前循环（颈内动脉循环系统）和后循环（主要是椎－基底动脉系统）组成的。前后两个循环是通过脑部的 Willis 环来连接的，左右的血液循环通过前交通动脉来连接。因而脑部的血液循环动脉系统是封闭且互相协助的。动脉系统的血管逐渐分支变细，最后形成毛细血管床。血液经动脉流向毛细血管床，再回流至静脉，脑内的静脉汇合再引流入静脉窦，静脉窦最后与脑外的静脉系统汇合，静脉血就这样引流出脑外，形成一个相对闭合的脑内血液循环系统。

静脉窦血栓是怎样形成的?

血液可在颅内的静脉或静脉窦内形成血栓。静脉窦血栓形成的诱因包括:

(1)感染性因素:如鼻窦炎、中耳炎、乳突炎,均可并发静脉窦血栓。

(2)非感染性因素:如部分女性服用避孕药或处于围产期,容易发生脑静脉窦血栓。

(3)遗传因素:部分患者蛋白 S、蛋白 C 缺乏,具有易栓倾向。

(4)少见因素:如血液病红细胞增多症、特殊手术操作累及静脉窦,还有外伤、脱髓、休克等。

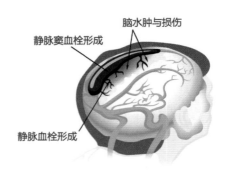

颅内静脉窦及静脉血栓模式

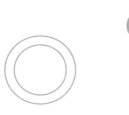

静脉窦血栓形成的临床表现是什么？

一般临床表现包括颅内高压和其他全脑损伤、局灶性脑损伤、痫性发作、硬脑膜动静脉瘘。临床上，对急性或反复发作的头痛、视物模糊、视乳头水肿、一侧肢体的无力和感觉障碍、失语、偏盲、癫痫发作、孤立性颅内压增高综合征，不同程度的意识障碍或认知障碍，以及不明原因的硬脑膜动静脉瘘，均应考虑静脉窦血栓形成的可能。

静脉窦血栓形成的危险后果是什么？

　　静脉窦血栓形成可导致颅内静脉性颅高压，主要表现为剧烈头痛、恶心、呕吐、视力进行性下降，严重者甚至会出现脑出血、意识障碍、昏迷和脑疝等，可能会危及生命。

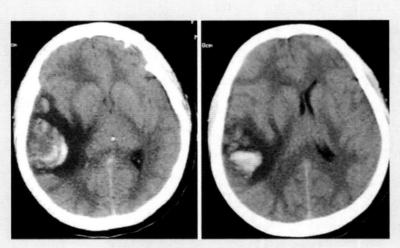

静脉窦血栓形成患者 CT 扫描提示脑出血

缺血性脑血管疾病介入治疗

什么情况下容易发生静脉窦血栓形成？

血液高凝状态时易发生静脉窦血栓形成，比如口服避孕药、妊娠、产褥以及恶性肿瘤、感染、头部损伤等。

静脉窦血栓形成
如何治疗？

针对病因治疗：对感染性血栓，应及时、足量、足疗程使用敏感抗生素治疗；对原发部位化脓性病灶，必要时可行外科治疗，以清除感染源；对口服避孕药等相关的静脉窦血栓形成，应立即停用此类药物。

针对血栓治疗：

（1）保守治疗：通过使用抗凝药物，如皮下注射低分子肝素钠、口服华法林钠片等来抑制血栓的进一步扩大，促进侧支循环形成；应用利尿药物来降低颅高压，如肌内注射呋塞米注射液、口服螺内酯片等进行治疗，以预防静脉窦血栓的严重并发症发生。

（2）手术治疗：采用介入治疗的方法，用导管顺着静脉直接进入血栓发生的部位，然后经导管注射溶解血栓的药物以溶解并清除静脉内血栓。使用溶栓药物时也可配合机械取栓的方式，采用支架取栓或大口径导管负压抽吸的方法，将静脉内的血栓利用介入器械机械性取出。

7

介入手术是如何开通闭塞的静脉窦的？

从股静脉入路，用微导管顺着静脉直接进入血栓发生的部位，与血栓接触后，通过微导管缓慢持续地泵入溶栓药，用溶栓药把血栓溶解掉。如果血栓难以溶解，亦可考虑采用介入器械，通过机械性取栓的方式将血栓取出。

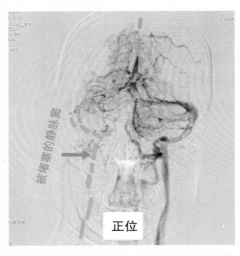

将微导管置于被堵塞的静脉窦内，行静脉窦内介入溶栓治疗

如何预防静脉窦血栓形成?

积极针对病因进行治疗和控制相关危险因素是预防静脉窦血栓形成的重要手段。对于复发性静脉窦血栓并伴有严重血栓形成倾向的患者，可考虑长期口服抗凝药物。

缺血性脑血管疾病介入治疗